卒中防治**100**问

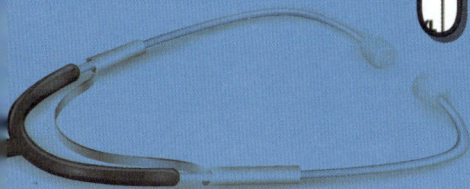

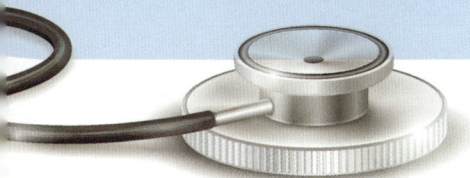

主　　编　徐　运　郭怡菁

主编单位　江苏省卒中学会

东南大学出版社
SOUTHEAST UNIVERSITY PRESS

·南京·

图书在版编目（CIP）数据

卒中防治100问／徐运，郭怡菁主编．--南京：东南大学出版社，2025.6. --ISBN 978-7-5766-1921-8

Ⅰ．R743-44

中国国家版本馆 CIP 数据核字第 20240YA924 号

责任编辑：陈潇潇（责编邮箱：med@seupress.com）
责任校对：子雪莲　封面设计：余武莉　责任印制：周荣虎

卒中防治100问
Cuzhong Fangzhi 100 Wen

主　　编	徐　运　郭怡菁
出版发行	东南大学出版社
出 版 人	白云飞
社　　址	南京四牌楼2号　邮编：210096
网　　址	http://www.seupress.com
经　　销	全国各地新华书店
印　　刷	南京凯德印刷有限公司
开　　本	880 mm×1230 mm　1/32
印　　张	2.875
字　　数	80千字
版　　次	2025年6月第1版
印　　次	2025年6月第1次印刷
书　　号	ISBN 978-7-5766-1921-8
定　　价	36.00元

＊本社图书若有印装质量问题，请直接与营销部联系，电话（传真）：025-83791830。

编 委 会

主　　编：徐　运　　郭怡菁

副 主 编：周俊山　　季秋虹　　崔桂云　　李敬伟

编　　者：文洪波　　王　伟　　杨新新　　陆佳洁
　　　　　张　贺

专家顾问：柯开富　　刘春风　　王小姗　　方　琪
　　　　　杭春华

绘　　图：孙　旻　　徐思异　　孙　亮

校　　对：张　璐

主编单位：江苏省卒中学会

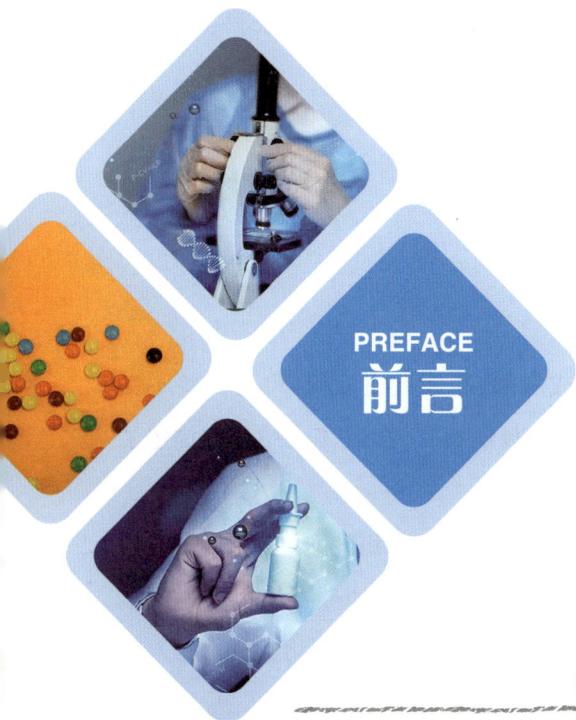

卒中防治 *100* 问

　　卒中又称为急性脑血管病，老百姓常称为"中风"。卒中具有高发病率、高死亡率、高致残率和高复发率的特征。卒中致残率最高可达 70%，给家庭和社会带来极大的负担。早期预防、早期诊断和早期干预，是防治卒中的有效措施。为提高全民对卒中的认识，了解卒中是一种可防可控的疾病以及防治的关键因素，我们江苏省卒中学会组织专家撰写了《卒中防治 100 问》的科普书。希望帮助大众了解什么是卒中、卒中的分类、卒中的高危风险因素，以及如何救治、如何康复、如何防止复发等一系列有关卒中的预防、救治、康复的相关问题。

　　卒中是一种老年性疾病，但现在已有年轻化趋势，40～50 岁的中年人即患卒中，这与众多高危因素有关，如高血压、高血脂、高血糖(糖尿病)、冠心病或房颤、高尿酸血症等,也与一些不良嗜好、生活习惯有关,如饮酒、吸烟等有关。在本书中详细描述了如何控制这些危险因素。

卒中分为缺血性卒中(脑血管阻塞)和出血性卒中(脑血管破裂),其中缺血性卒中占70%~80%。两种类型治疗方案完全不同。缺血性卒中必须尽快进行血管再通治疗(溶栓和取栓),静脉溶栓需要在发病4.5小时内进行。所以不管哪种卒中,希望立即拨打120,到就近医院救治,本书中还提供了卒中早期识别的知识、自救和家人呼救的方法。

相关的卒中康复和二级预防(防止复发)方面均有详细解答。

最后感谢专家们利用自己的业余时间,为卒中防治科普教育做出的贡献。

江苏省卒中学会　徐运

2025年3月于南京

卒中防治 *100* 问

CONTENTS 目录

● **第一篇　概念篇** 　　　　　　　　　　　　　　　1

01　什么是（脑）卒中、（脑）中风、脑血管意外？　　2

02　心血管病与脑血管病有什么关系？　　　　　　　3

03　脑梗死是什么意思？　　　　　　　　　　　　　4

04　脑梗死有生命危险吗？　　　　　　　　　　　　4

05　脑出血与脑梗死有什么不同？　　　　　　　　　5

06　"腔梗"是脑梗吗？　　　　　　　　　　　　　6

07　一过性的半身麻木、无力是脑梗吗？　　　　　　6

08　中风的危险因素有哪些？　　　　　　　　　　　7

09　脑梗死会复发吗？　　　　　　　　　　　　　　8

10　脑供血不足是什么意思？　　　　　　　　　　　8

● **第二篇　急救篇** 　　　　　　　　　　　　　　　9

11　如何判断是否发生中风？　　　　　　　　　　　10

12　发生中风时应该怎么办？　　　　　　　　　　　11

13　家人突发脑卒中如何及时呼救？ 12

14　患者在家中突然出现口角歪斜、半身不遂等
中风表现时能否先服用阿司匹林、氯吡格雷等
药物急救？ 13

15　患者在家中突然出现口角歪斜、半身不遂等
中风表现，同时发现血压很高，能不能先服用
降压药急救？ 13

16　患者在家中突然出现一过性的口角歪斜、半身
不遂等中风表现，但几分钟后就自行好转了，
还需要去医院看吗？ 14

17　患者在家中发生口角歪斜、半身不遂等中风表现，
为什么不能在家等等看？为什么说"时间就是大
脑"？ 14

18　发生急性脑梗死后，是立即接受溶栓治疗还是
再等等看？ 15

19　有高血压病的患者能否静脉溶栓？ 15

20　有糖尿病的患者能否静脉溶栓？ 16

21　80岁以上中风患者能否静脉溶栓？ 16

22　月经期女性能否静脉溶栓？ 16

23　什么叫动脉取栓？ 17

24　脑动脉取栓手术后，能停药吗？ 18

25　什么样的患者可以做脑动脉取栓手术？ 18

26　如果过了动脉取栓的时间窗怎么办？　　　　　　　18

27　为什么静脉溶栓后还要进行动脉取栓？　　　　　19

28　既然动脉取栓效果这么好，还有必要静脉
　　溶栓吗？　　　　　　　　　　　　　　　　　19

29　年龄大于 80 岁的老人可以动脉取栓吗？　　　20

30　动脉取栓是否有时间窗要求？　　　　　　　　20

31　脑动脉取栓后是不是病就好了？　　　　　　　21

32　动脉取栓手术需要全麻吗？　　　　　　　　　21

33　近期手术的患者发生中风能否行动脉取栓手术？　22

34　是不是所有的中风患者都可以取栓？　　　　　22

● **第三篇　治疗篇**　　　　　　　　　　　　　　　23

35　缺血性脑卒中患者血压控制在多少比较好？　　24

36　脑出血急性期高血压应如何处理？　　　　　　25

37　缺血性脑卒中患者的血糖应该如何管理？　　　26

38　缺血性脑卒中患者为什么要吃他汀类药物，
　　血脂应维持在什么水平比较合理？　　　　　　27

39　急性脑卒中首选什么检查？　　　　　　　　　28

40　脑卒中患者住院期间需要完善哪些影像学检查？　29

41　颈部血管超声检查对脑卒中诊疗有什么帮助？　30

42　为什么中风患者要进行心脏方面的检查？　　　31

43　为什么住院期间有的患者吃两种抗血小板药物，
　　而有的患者只吃一种抗血小板药物？　　　　　　32

44　什么是颈动脉支架血管成形术？　　　　　　　　33

45　哪些患者适合做颈动脉支架治疗？　　　　　　　34

46　什么是颈动脉内膜剥脱术？　　　　　　　　　　34

47　哪些患者适合接受颈动脉内膜剥脱术治疗？　　　35

48　颈动脉内膜剥脱术（CEA）及颈动脉支架成形术
　　（CAS）哪种更好？　　　　　　　　　　　　　36

49　颅内血管狭窄是否都可以用支架治疗？　　　　　37

50　什么是颅内血管狭窄介入治疗？　　　　　　　　38

51　什么是脑血管搭桥手术？　　　　　　　　　　　39

52　卒中错过了溶栓，还有开通血管的机会吗？　　　39

53　脑梗死后为什么又发生脑出血？　　　　　　　　40

54　脑梗死后继发脑出血的患者，该如何治疗？　　　41

● 第四篇　康复与营养篇　　　　　　　　　　　　43

55　中风患者卧病在床，什么时候开始康复训练
　　比较好？　　　　　　　　　　　　　　　　　　44

56　康复训练与一般运动锻炼有什么不同？传统
　　武术对中风患者有效吗？　　　　　　　　　　　44

57　中风患者饮食上应该注意哪些方面？　　　　45

58　中风患者的康复训练时间一般多久合适？　　46

59　中风患者在发病以后进行康复训练需要多久？　46

60　中风患者在进行康复训练的同时，需要打点滴、
　　口服药物吗？　　　　　　　　　　　　　　46

61　中风患者出现情绪低落是什么原因？　　　　47

62　中风患者一侧肢体长期麻木是怎么回事？　　48

63　中风患者需要进行哪些方面的康复训练？　　48

64　除了专业医师、技师对患者进行康复训练外，
　　患者自己及家属可以做些什么？　　　　　　49

65　中风患者的家居摆设应注意什么？　　　　　50

66　中风患者饮水呛咳应注意什么？　　　　　　50

67　中风患者便秘应如何处理？　　　　　　　　51

68　中风导致的痴呆（认知障碍）怎么办？　　　52

69　中风导致的精神症状怎么办？　　　　　　　52

70　中风导致的肢体疼痛怎么办？　　　　　　　52

71　中风患者需要规律去医院接受输液（挂水）治疗
　　吗？　　　　　　　　　　　　　　　　　　53

72　中风患者需要定期复查头颅 CT、核磁共振吗？　53

73　长期卧床的中风患者需要注意什么？　　　　54

74　患者的鼻饲管、导尿管一般多久更换一次？　54

75　中风患者需要心理干预治疗吗？　　　　　　55

76 中风患者康复期间，患者家属需要注意哪些
方面？ 55

77 中风患者的康复包括针灸吗？针灸对中风患者
有效吗？ 56

● 第五篇　二级预防篇 57

78 什么是脑卒中的一级预防和二级预防？ 58

79 为什么要重视脑卒中的预防？ 58

80 如何进行脑卒中风险自我评定？ 59

81 什么是卒中预防的"四大基石"？ 59

82 预防卒中，在日常生活中需要注意哪些方面？ 60

83 心脑血管慢性病患者应如何预防脑卒中？ 61

84 脑卒中二级预防的抗栓治疗是什么意思？ 62

85 脑卒中的"双抗"治疗是什么意思？ 63

86 脑卒中二级预防的"调脂"治疗是什么意思？ 64

87 血脂不高还需要服用调血脂药物吗？ 65

88 脑梗症状好转了，是否可以停药？ 65

89 服用阿司匹林或者氯吡格雷是否有很大副作用？
是否可以不服用？ 66

90 服用阿托伐他汀钙、瑞舒伐他汀钙等药物是否有
很大副作用？是否可以不服用？ 67

91　定期输液能预防脑梗死吗？　68

92　为什么规律服用药物，脑梗死还是复发了？　69

93　脑梗死预防用药过程中，需要复查哪些指标？　70

94　合并高血压的脑梗死患者，血压是否降得越低
越好？　71

95　吃了阿司匹林，是否卒中就不再犯？　72

96　曾经得过脑梗死，现在又发生脑出血，还可以
服用阿司匹林吗？　72

97　为什么一直在吃脑梗的药，症状却没有完全
好转？　73

98　短暂性脑缺血发作需要长期服用阿司匹林预防
脑梗吗？　74

99　什么是"高同型半胱氨酸血症"？需要干预吗？　74

100　什么是"高尿酸血症"？需要干预吗？　75

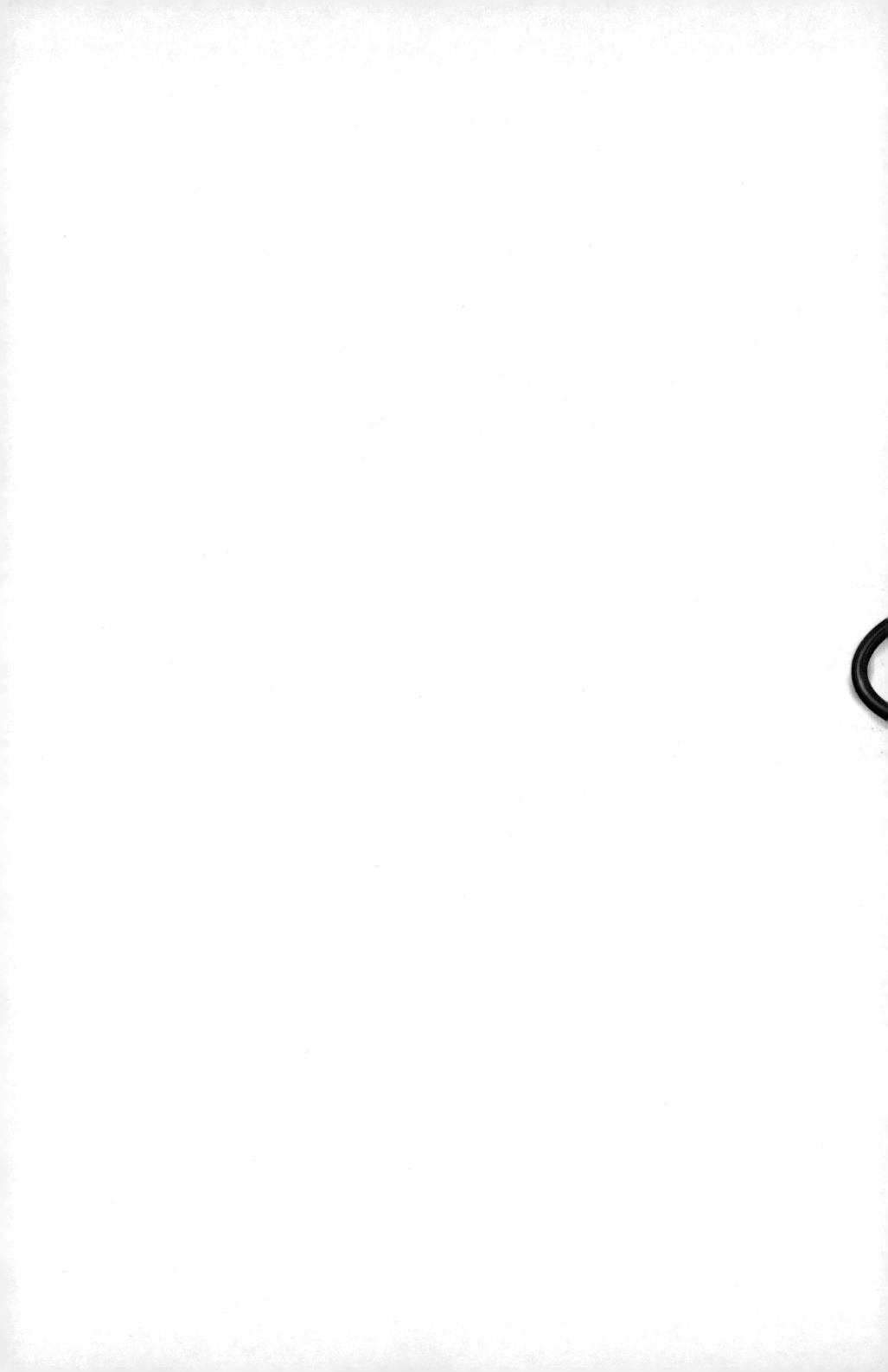

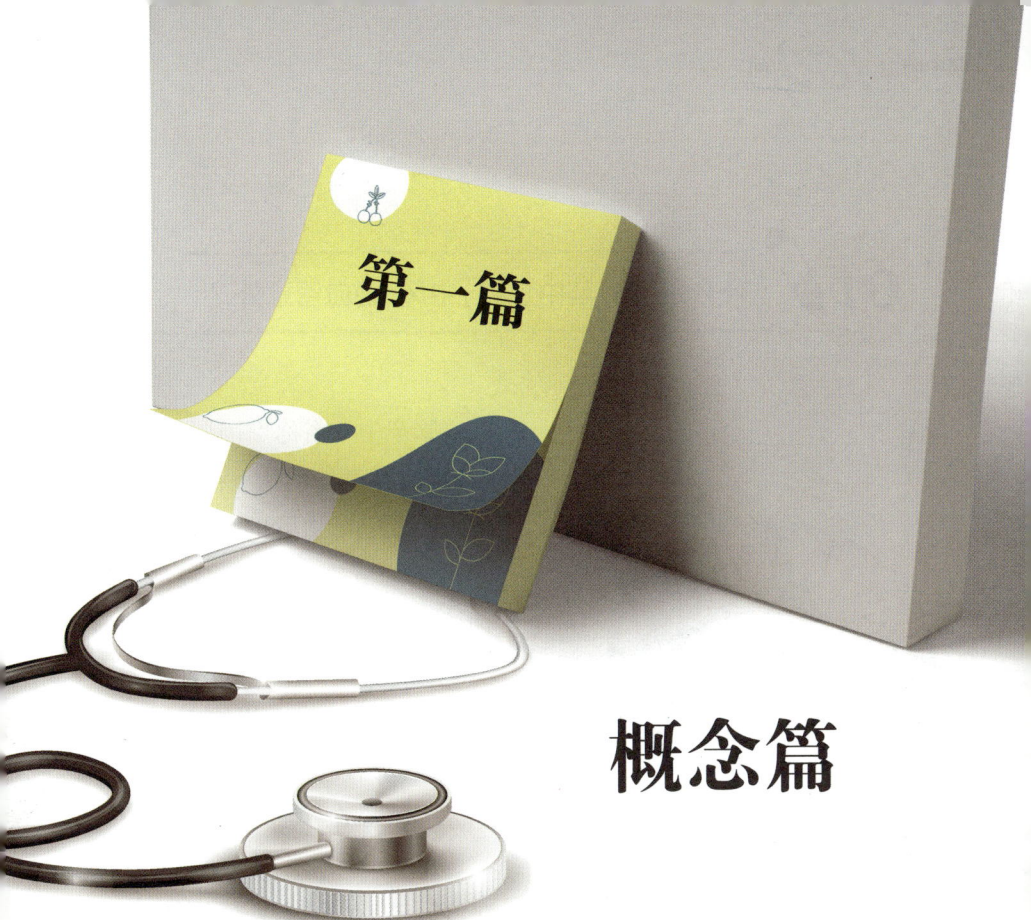

第一篇

概念篇

01 什么是（脑）卒中、（脑）中风、脑血管意外？

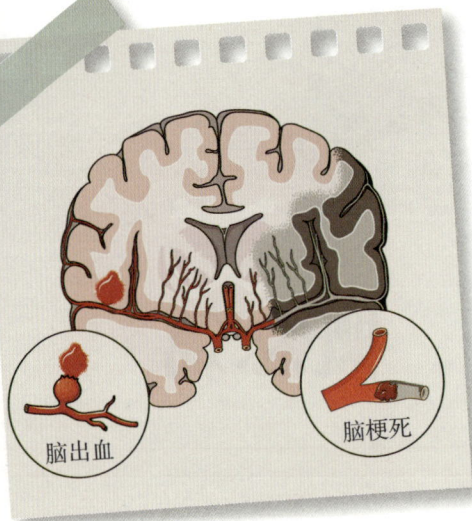

脑出血

脑梗死

"脑卒中"，俗称"中风"，也称为"脑血管意外"，是一种发生非常迅速的脑部血管的疾病，是由于脑部血管突然破裂血液流出形成积血压迫到脑组织，或因脑动脉闭塞导致血液不能流入大脑而引起脑组织缺血缺氧损害，前者被称为"脑出血"或者"脑溢血"，后者则被称为"脑梗死"或者"脑梗塞"，这两种情况都属于"脑卒中"。

此外，脑静脉因为血栓形成而发生闭塞时，导致血液阻滞无法流动，也可造成脑组织的缺血缺氧损害，这种情况被称为"脑静脉血栓形成"，相对少见。

02　心血管病与脑血管病有什么关系?

　　心脑血管疾病是"心血管疾病"与"脑血管疾病"的合称,就诊科室是不同的,前者需要在"心脏内科"就诊,后者则应该在"神经内科"接受诊治。"心血管疾病"和"脑血管疾病"虽然表现不同,但是它们病变的基础都是动脉粥样硬化的形成和发展。造成冠状动脉(心脏)和脑动脉粥样硬化的原因是基本相同的,比如遗传因素、环境因素、"三高"危险因素等。

　　当动脉粥样硬化发生在心脏的冠状动脉时可造成心血管病,如心绞痛、心肌梗死,心肌发生缺血缺氧,严重者可导致患者猝死。

　　脑血管病是指由于各种原因导致脑动脉或静脉中的血流不通或者脑出血,继而发生脑功能障碍,患者可出现头晕、头痛、偏瘫、肢体麻木、言语不利等症状,严重时可导致患者死亡。

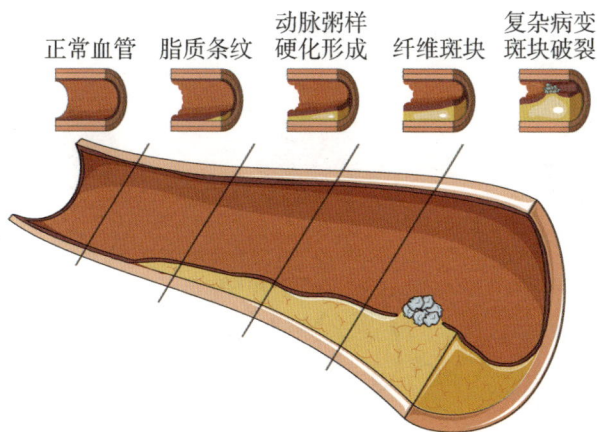

| 正常血管 | 脂质条纹 | 动脉粥样硬化形成 | 纤维斑块 | 复杂病变斑块破裂 |

03 脑梗死是什么意思?

脑梗死又称为缺血性脑卒中,是指各种原因所致脑部的血液供应障碍,导致局部脑组织发生缺血性坏死而出现神经功能的缺损。早期可以通过药物或者手术的方法进行治疗处理,促进脑循环,尽早康复治疗。

04 脑梗死有生命危险吗?

脑梗死发生后可导致对侧偏瘫、偏身感觉异常(麻木感)及偏盲,语言功能障碍,甚至痴呆、昏迷、精神行为异常等,严重者可导致死亡。其病死率为 5%～15%,但致残率为 50% 以上,复发率高,复发次数越多,致残率和死亡率越高。

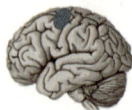

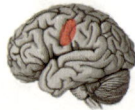

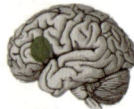

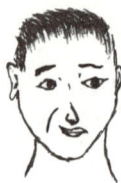

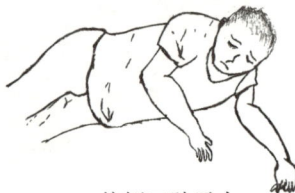

嘴眼歪斜　　　　　　偏侧四肢无力　　　　　　口齿不清

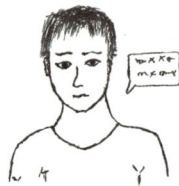

05 脑出血与脑梗死有什么不同？

　　脑出血和脑梗死都是急性发病,都属于脑卒中,但是两种完全不同的疾病,预防措施也不完全相同。脑梗死是因为血管堵塞,脑出血则是血管"破裂"。脑出血,大部分是由于长期高血压未能有效控制或者情绪激动、劳累等因素诱发血压突然升高所引起。所以,脑出血患者要特别注意血压控制达标(140/90 mmHg 以下)问题,同时在日常生活中,避免劳累、情绪激动、搬运重物甚至费力解大便等情况,以避免脑出血的再次发生。脑出血患者出院后一般不再服用阿司匹林等药物,管理好血压更为重要。

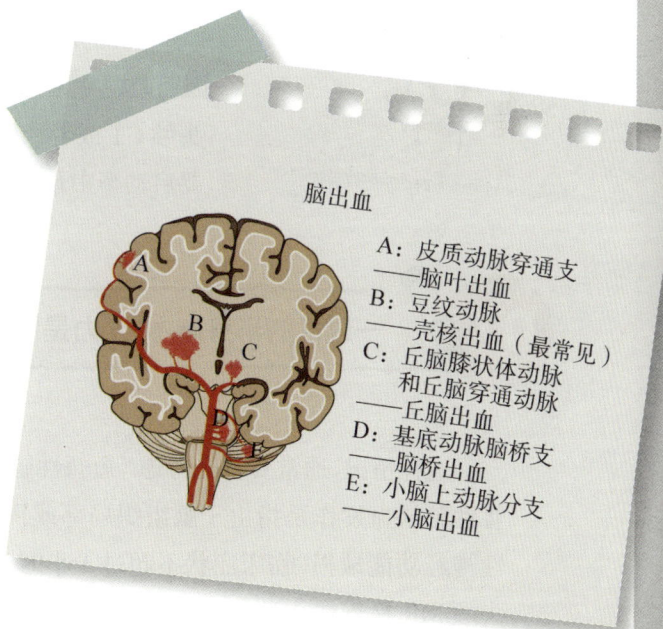

脑出血

A：皮质动脉穿通支
——脑叶出血
B：豆纹动脉
——壳核出血（最常见）
C：丘脑膝状体动脉
和丘脑穿通动脉
——丘脑出血
D：基底动脉脑桥支
——脑桥出血
E：小脑上动脉分支
——小脑出血

06 "腔梗"是脑梗吗？

正常脑　　腔隙性脑梗死

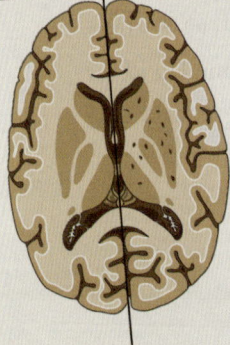

"腔梗"是"腔隙性脑梗死"的简称，是一种脑小动脉闭塞所致的脑梗死，可以理解为一种病灶小的脑梗死，其梗死灶直径在 1.5～2.0 cm 以内。病灶体积小，因而临床症状往往非常轻，甚至毫无症状，仅在头颅 CT 或 MR 检查时得以发现。腔梗的总体预后好，死亡率和致残率均低。随着年龄的增加，脑动脉硬化逐步发展，因而腔梗常见于老年患者。老年患者的头颅 CT 或者核磁出现"腔梗"改变后，要启动卒中预防措施，不可忽视。

07 一过性的半身麻木、无力是脑梗吗？

这种情况，通常要首先考虑"短暂性脑缺血发作"的可能。短暂性脑缺血发作是指由于脑组织局部或视网膜缺血引起的短暂性神经功能缺损，临床症状不超过 1 小时，最长不超过 24 小时。头颅 MR 检查往往没有对应的急性脑梗死的病灶。因此，短暂性脑缺血发作不应称为脑梗死。

08　中风的危险因素有哪些?

中风的危险因素包括:可干预和不可干预的危险因素。

可干预的危险因素有:①高血压;②吸烟;③糖尿病;④心房颤动(房颤);⑤其他的心脏病:如心肌梗死、扩张性心肌病等;⑥血脂异常;⑦无症状性颈动脉狭窄;⑧镰状细胞贫血;⑨绝经后雌激素替代治疗;⑩膳食和营养:低钠、低钾、高蔬菜水果摄入者,其脑卒中的风险降低;⑪运动和锻炼:指缺乏运动和锻炼的人群;⑫肥胖;⑬过量饮酒;⑭其他:如药物滥用、睡眠呼吸暂停低通气综合征、感染等。

不可干预的危险因素:①年龄;②性别;③遗传因素;④种族。

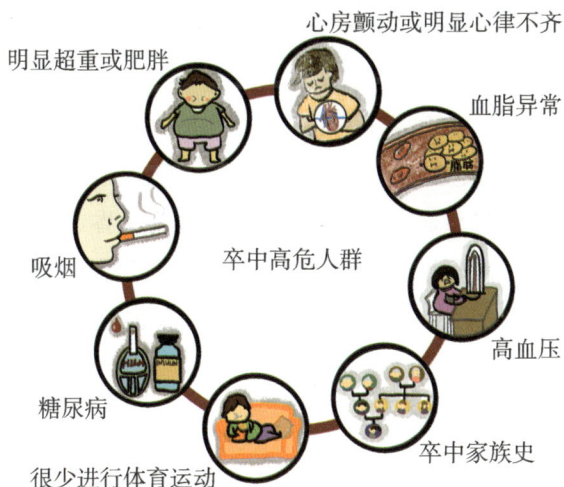

明显超重或肥胖

心房颤动或明显心律不齐

血脂异常

吸烟

卒中高危人群

高血压

糖尿病

卒中家族史

很少进行体育运动

09 脑梗死会复发吗?

脑梗死康复后 40% 以上复发,且复发次数越多,病死率和致残率越高。预后受年龄、伴发病基础疾病、是否出现合并症等多种因素影响。

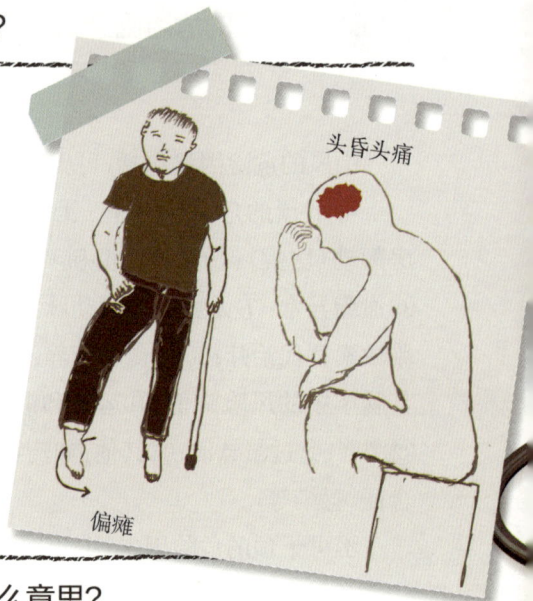

头昏头痛

偏瘫

10 脑供血不足是什么意思?

脑供血不足在医学上来说,不能算是一个很严谨的诊断,但对一些患者,尤其是老年人,比较好理解。脑供血不足实际就是脑动脉循环障碍导致脑部供血量较少,表现为头昏、头晕、头痛、疲劳、肢体麻木等,多见于老年患者,尤其是合并慢性病的患者。有文献报道,其发病率高:80 岁以上的老年人达 80%,60 岁以上的老人达 60%。

第二篇

急救篇

11 如何判断是否发生中风？

当怀疑脑卒中时，你可以按照眼、口、手、脚的顺序观察自己是否发生了卒中。

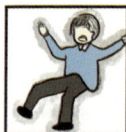

（1）症状突然发生。

（2）一侧或双眼视力丧失或模糊。

（3）双眼向一侧凝视。

（4）视物旋转或平衡障碍。

（5）一侧面部麻木或口角歪斜。

（6）说话不清或理解语言困难。

（7）一侧肢体（伴或不伴面部）无力、笨拙、沉重或麻木。

（8）既往少见的严重头痛、呕吐。

（9）上述症状伴意识障碍或抽搐。

可以按照眼、口、手、脚的顺序观察自己是否发生了卒中。

Balance
即平衡，突然出现的头晕，导致行走困难或走路歪斜甚至摔倒。

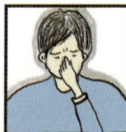

Eyes
即眼睛，突发的单眼或双眼视物困难、黑矇等。

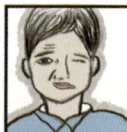

Face
即面部，突然出现面部不对称，口角向一侧歪斜或流口水等。

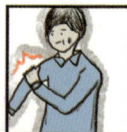

Arms
即手臂，突发的肢体无力或者麻木，通常出现在身体一侧。

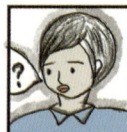

Speech
即语言，突然言语不清，大舌头，听不懂别人讲的话。

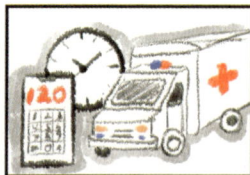

Time
即时间，上述症状提示出现脑卒中，尤其是有"三高"患者等危险人群，请勿等待症状自行消退，立即拨打120尽快救治。

黄金**3**小时，切记**2**件事，发现**1**异常，快打**120**

12 发生中风时应该怎么办？

（1）如果发现出现脑卒中症状，要保持安静，卧床休息，通知周围人或家人，并且让了解病情的家属陪同入院，以便向医生提供详细病史。

（2）紧急拨打急救电话。尽快选择能治疗脑卒中的专业医院。脑卒中最佳治疗时机是发病3小时内，不能等待自我好转，以免错过最佳治疗时间。搬动病人时，最好用担架，途中避免颠簸。

（3）家庭紧急处理。如果家里有血压计的话，测量并记录血压。注意不要给患者使用一些不能确定效果的药物，以免加重病情或出现药物的不良反应；如果脑卒中患者已经出现吞咽困难的问题，喂药的过程中反而很有可能出现呛咳、误吸、窒息，导致病情加重甚至危及生命。

13 家人突发脑卒中如何及时呼救？

单独出现或同时出现多个脑卒中症状时，要立即拨打急救电话120，并把以下情况说清楚：

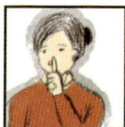

家属一定要保持镇定，不要哭喊或摇晃病人。

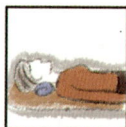

让病人就地平躺，不可随意搬动病人。

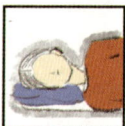

病人昏迷时要确保呼吸道畅通，头偏向一侧。

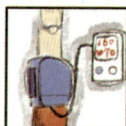

条件允许时，可以给病人测量血压、血糖。

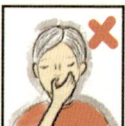

病人抽搐时不要做用力按压肢体或掐人中等刺激行为，保持其头偏向一侧，等待抽搐停止。

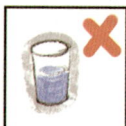

病人不清醒时，切勿喂水，会引起误吸，造成窒息。

（1）您或其他现场联系人的姓名和电话号码。

（2）患者的大致情况，如姓名、性别、年龄、发病原因及主要症状。

（3）要求急救车到达的具体地点和该地点附近的明显标志，如建筑物或公交车站等。

（4）待急救电话的接听者告诉您可以挂电话时再挂断，立刻派人去等候急救车，同时保持您或其他现场联系人的电话畅通。必要时，不要挂断电话，询问并听从医生指导进行处理。

14 患者在家中突然出现口角歪斜、半身不遂等中风表现时能否先服用阿司匹林、氯吡格雷等药物急救?

　　不能。口角歪斜、偏身手脚麻木或无力是脑卒中的表现,但无法判断是脑梗死还是脑出血。必须立即送往医院进行头颅 CT 或核磁检查,明确诊断后才能进一步开展治疗。

15 患者在家中突然出现口角歪斜、半身不遂等中风表现,同时发现血压很高,能不能先服用降压药急救?

　　可以,但不宜过大剂量服用降压药物,血压不宜下降过快、过低。最佳选择是尽快送至医院,明确诊断后再选择合适方案调整、控制血压,因为脑出血、脑梗死对降压的要求有所不同。

16 患者在家中突然出现一过性的口角歪斜、半身不遂等中风表现，但几分钟后就自行好转了，还需要去医院看吗？

要立即到医院去。这种情况通常考虑短暂性脑缺血发作，是一过性脑血管闭塞的表现，患者存在一定的概率会很快发生脑梗死，应尽快到医院接受检查与治疗，尽可能避免脑梗死的发生。

17 患者在家中发生口角歪斜、半身不遂等中风表现，为什么不能在家等等看？为什么说"时间就是大脑"？

脑血流完全中断 5 分钟后会导致脑细胞的死亡，继而影响该区域的脑功能，并可能出现永久性的致残，因此建议出现中风表现的患者应当尽快就诊，尽快治疗。对于脑梗死患者而言，每提早一分钟的救治可减少 190 万个脑细胞的死亡，所以只有早诊早治才可以减轻残疾、挽救患者生命，所以说"时间就是大脑"。

18 发生急性脑梗死后,是立即接受溶栓治疗还是再等等看?

血管发生闭塞导致脑梗死发生,实质上是脑组织细胞缺血缺氧逐步坏死。时间就是大脑,缺血时间越长,脑组织细胞坏死越多、越严重。越早接受溶栓治疗,开通闭塞血管,就能挽救更多的脑组织细胞。

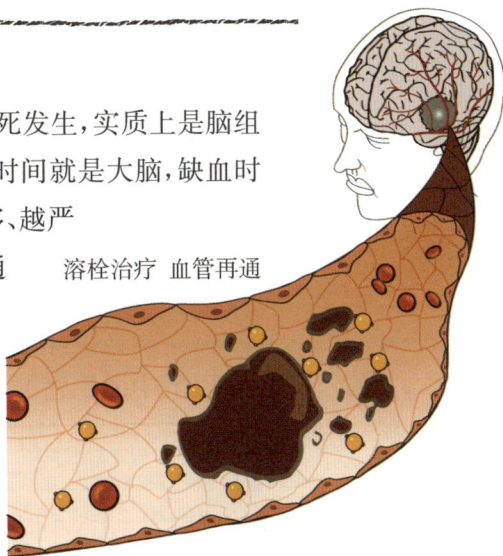

溶栓治疗 血管再通

19 有高血压病的患者能否静脉溶栓?

对于症状持续时间 <4.5 小时的急性脑梗死患者,并且发病时已知有高血压病,可以静脉溶栓,但应当在溶栓前降压,使收缩压 <180 mmHg;舒张压 <105 mmHg。

20 有糖尿病的患者能否静脉溶栓？

对于症状持续时间 <4.5 小时的急性中风患者，如果血糖高于 22.22 mmol/L，则不建议静脉溶栓。静脉溶栓前必须将血糖降至 22.22 mmol/L 以下，急性期高血糖中风患者血糖超过 10 mmol/L 时可给予胰岛素治疗，将血糖控制在 7.8～10 mmol/L。

21 80 岁以上中风患者能否静脉溶栓？

对于症状持续时间 <4.5 小时的急性中风患者，年龄不应该成为限制静脉溶栓的因素，排除其他禁忌的情况下，建议静脉溶栓。

22 月经期女性能否静脉溶栓？

月经期女性，如果没有明显贫血或低血压，建议行静脉溶栓，但应当提示女性，静脉溶栓治疗可能增加月经出血量。

23 什么叫动脉取栓?

　　动脉取栓治疗是一种介入手术治疗,又称血管内治疗。取栓就是利用介入的方法,通过一些特殊的装置,把堵塞的栓子直接拉出来,这样脑组织重新得到血液供应,患者症状得到缓解或者痊愈,但需要注意的是动脉溶栓治疗一定要在时间窗内进行手术。所以,一旦出现卒中的症状,一定要第一时间送往医院,而且应尽量就近送至具备诊治能力的医院。

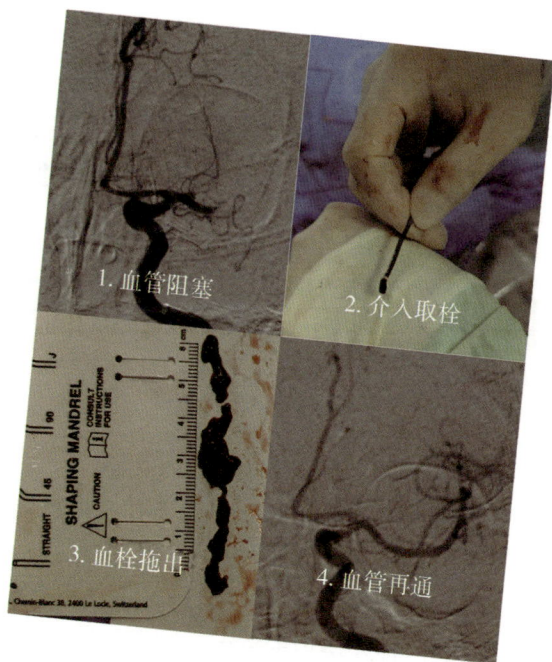

1. 血管阻塞
2. 介入取栓
3. 血栓拖出
4. 血管再通

24 脑动脉取栓手术后,能停药吗?

据统计,脑卒中后 1 年复发率达 10%,5 年复发率高达 50%,如果控制危险因素,复发率会更高,而且中风复发致残致死率也更高,所以,取栓手术后不能停药,也不能不规律服药。

25 什么样的患者可以做脑动脉取栓手术?

并不是所有的急性中风患者都可以做取栓手术,目前 24 小时内发病的大血管闭塞型中风患者,需排除相关的禁忌证后,通过相关影像学评估后筛选部分患者可进行脑动脉取栓手术。

26 如果过了动脉取栓的时间窗怎么办?

对突然出现言语不清、口角歪斜、肢体无力等疑似中风的患者,应及时将患者送至具有溶栓和取栓能力的医院。但目前只有不到 10% 患者在时间窗内到达医院。对于错过了溶栓、取栓时机的患者,可以选择严格的抗血小板聚集、扩充血容量、改善脑补血液循环、神经保护等治疗。

27 为什么静脉溶栓后还要进行动脉取栓？

静脉溶栓是通过静脉给予溶栓药，将脑血管内的血栓溶解，达到使闭塞脑血管再通的目的。但由于溶栓药物分散至全身各处，到达闭塞血管局部的药物相对较少，因此静脉溶栓开通闭塞血管的成功率相对较低（约 40%）。因此，并非所有的急性脑梗死患者静脉溶栓后都能得到有效的血管再通。对于血管未再通的患者需要进行动脉取栓，于动脉内通过取栓装置将血栓取出，目前动脉取栓的良好再通率已提高至 80%～90%。

28 既然动脉取栓效果这么好，还有必要静脉溶栓吗？

直接动脉取栓和静脉溶栓后的取栓均能够使患者获益，但目前尚无足够的证据证实直接取栓由于静脉溶栓后的取栓治疗。不能完全否定静脉溶栓的作用，还因为：

（1）目前，并非所有的医院均能够进行动脉取栓；

（2）静脉溶栓技术简单方便快捷，在不能开展取栓技术的医院也能进行。

故而，目前相关指南推荐符合静脉溶栓的患者须接受静脉溶栓，在此基础上如果存在大血管闭塞再进行动脉内取栓。

29 年龄大于 80 岁的老人可以动脉取栓吗？

目前,国内外指南推荐的动脉取栓人群为 18 岁以上,高龄患者(≥80 岁)动脉取栓后的良好预后比率下降,与基础疾病较多、卧床后肺炎等并发症进展有关,但与较单纯的内科治疗相比,动脉取栓仍能够改善高龄患者的预后。

30 动脉取栓是否有时间窗要求？

与静脉溶栓一样,动脉取栓也有时间窗的要求。2015 年有多个研究证实,发病在 6 小时内的前循环大血管闭塞患者,有可能通过动脉取栓获益。2018 年有进一步的研究,借助于灌注影像的评估结果,可将动脉取栓的时间窗拓展至 24 小时。因此,目前比较公认的适合动脉取栓的时间窗为 24 小时。

31 脑动脉取栓后是不是病就好了？

　　脑动脉取栓手术总体上能改善患者的临床预后，但即使取栓手术成功，患者的致残率仍可达30%～50%，少部分患者术后仍可能出现脑梗死、颅内出血等症状。

32 动脉取栓手术需要全麻吗？

　　目前，动脉取栓手术最佳麻醉策略仍然存在争议，全麻可以制动、维持呼吸循环，但会延迟手术时间；局麻准备时间短，术中可及时进行神经功能评估，但无法保证患者不发生体动，有潜在的手术风险。

33 近期手术的患者发生中风能否行动脉取栓手术?

当前动脉取栓的研究中对近期手术的患者并无明确的排除要求,与静脉溶栓的研究排除了近 2 周重大手术或严重外伤的患者。因此,近期手术患者并非动脉取栓的禁忌。

34 是不是所有的中风患者都可以取栓?

动脉取栓手术适合的是颅内大血管闭塞致中风患者;主要包括颈内动脉、大脑中动脉 M1 段,大脑前动脉 A1 段,椎动脉、基底动脉、大脑后动脉 P1 段。

第三篇

治疗篇

35 缺血性脑卒中患者血压控制在多少比较好?

　　若高血压患者发生急性脑梗死,容易出现血压的明显升高,患者及家属往往会很着急,并希望能将血压尽快降下来,但这种想法是不正确的。脑梗死急性期的血压骤升是人体为了保证大脑供血的应激反应,我们一般不建议积极降压治疗,如果积极降压治疗有可能会加重大脑的缺血状态。

　　在急性期应将血压控制在较高水平,若患者收缩压 >200 mmHg 或舒张压 >120 mmHg,且伴有心肌缺血、心功能不全、肾功能不全、动脉夹层等疾病,可予以降压治疗,静脉溶栓的患者需将血压控制在 185/100 mmHg 以下。合并有高血压的脑卒中患者应在不同的病程阶段采取不同的降压策略,恢复期应缓慢平稳降压,逐步达标。若患者合并有脑血管重度狭窄,血压控制太低,也会面临脑组织供血不足的情况,应根据具体情况将血压控制在合理的水平。

36 脑出血急性期高血压应如何处理？

脑出血患者常出现血压明显升高，且升高幅度通常超过缺血性中风患者，并与死亡、残疾、血肿扩大、神经功能恶化等风险增加相关。收缩压在 150～220 mmHg，无急性降压治疗禁忌证的脑出血患者，急性期应将收缩压降至 140 mmHg；收缩压 >220 mmHg 时，应积极连续静脉应用降压药物，并且密切监测血压水平的变化，每隔 5～15 分钟进行 1 次血压监测，为防止过度降压导致脑灌注不足，可在入院高血压基础上每日降压15%～20%，这种分布阶梯式的降压方法可供参考。

37 缺血性脑卒中患者的血糖应该如何管理？

高血糖加重脑卒中后缺血性脑损害，卒中急性期高血糖应予胰岛素治疗。缺血性脑卒中恢复期的血糖管理原则是早期、良好的血糖控制。缺血性脑卒中/TIA 的二级预防的血糖管理原则是：在避免低血糖的前提下，使血糖控制到接近正常水平，以减少微血管及大血管并发症。2020 年《中国 2 型糖尿病防治指南》推荐，对于非妊娠期成年 2 型糖尿病患者，糖化血红蛋白（HbA1c）控制目标为 <7%。在缺血性脑卒中/TIA 一级预防中，控制血糖能减缓高血糖相关动脉粥样硬化的发展，降低心脑血管事件的发生风险。血糖控制目标应个体化，避免低血糖，对于糖尿病病史较长、有严重低血糖病史、预期寿命有限、已发生明显微血管或大血管并发症、并存多种疾病的患者，应采取相对宽松的降糖治疗策略与目标值，可考虑将目标 HbA1c 水平提高到 8%。

38 缺血性脑卒中患者为什么要吃他汀类药物，血脂应维持在什么水平比较合理？

　　胆固醇水平是导致缺血性中风复发的重要因素，降低胆固醇水平可以减少缺血性脑卒中的发生、复发和死亡。对于急性缺血性中风患者，早期口服他汀类药物降低胆固醇水平可以改善预后。发病时已经服用他汀药物的患者在急性期应继续口服他汀类药物，发病前未使用他汀类药物的患者，如无禁忌证，应早期启动他汀类药物治疗。中风患者应将血脂中的低密度脂蛋白（LDL-C）控制在 1.8 mmol/L 以下。

　　高强度他汀药物（如阿托伐他汀，每日 80 mg）长期治疗，能够将 LDL-C(低密度脂蛋白胆固醇) 下降≥50%，可减少中风风险；对于 LDL-C≥2.6 mmol/L、由颅内外大动脉粥样硬化性狭窄导致的缺血性中风患者，推荐高强度他汀类药物长期治疗。

39 急性脑卒中首选什么检查?

　　脑卒中发生时,需要尽快查清病因,确定诊断,为缺血性脑卒中溶栓治疗提供依据。脑卒中患者抵达医院后一般会首选头颅CT检查,用于区别出血性卒中还是缺血性卒中。因为CT对血肿较敏感,在发病当时即可显示血肿病灶。而脑梗死在24小时内,CT可能不会显示缺血灶。尽管脑梗死患者入院时CT可能看不到病灶,但只要有偏瘫、失语、偏身感觉减退等症状,且CT检查没有脑出血,就可诊断为急性脑缺血,为静脉溶栓治疗提供重要依据。有条件的医院可行一站式多模式CT检查,可为后续评估急诊血管介入治疗提供依据,并缩短血管开通时间。

40　脑卒中患者住院期间需要完善哪些影像学检查？

影像学检查主要有三个方面。

（1）为了检查脑实质病变，如脑出血、脑梗死、脑肿瘤等。常用的检查项目为颅脑 CT、核磁共振平扫。

（2）评估颅内外血管，常用的项目有 CTA、MRA、DSA、颈动脉超声和经颅多普勒超声等。

（3）用于评估脑组织的血流量，常用的有 CT 灌注血管成像、核磁灌注血管成像等。如果患者需要进一步行颅内动脉介入治疗，也需要完善颅颈高清血管壁磁共振检查进行充分的术前评估。

41 颈部血管超声检查对脑卒中诊疗有什么帮助？

颈部血管超声包括颈动脉超声及椎动脉超声。颈动脉超声检查简便易行、无创伤、重复性好、成像清楚、分辨率好，不仅能准确地判断颈动脉狭窄程度和范围，而且可以判断斑块的性质，对证实颈动脉源性栓塞有提示意义，为下一步采取何种治疗措施提供有价值的依据。

椎动脉超声也可以判定椎动脉起始段和颈段是否存在管腔狭窄，是否具有手术指征。

有高血压、吸烟史、糖尿病、高脂血症等高危因素的人群，有必要行颈部血管超声检查，以尽早发现动脉粥样硬化斑块，及早干预和治疗，对预防缺血性脑卒中有着更为重要的意义。

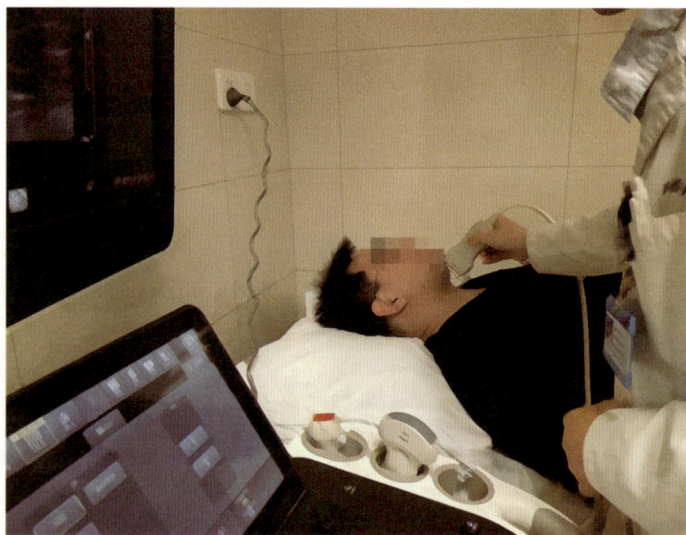

42　为什么中风患者要进行心脏方面的检查？

　　心源性脑卒中是中风的重要原因之一。一些心脏疾病使心腔内容易形成血栓，在心脏舒张过程中，血栓脱落引起脑血管的栓塞，从而发生脑卒中。房颤是最常见引起心源性卒中的原因，可通过常规心电图或动态心电图发现，需进行抗凝治疗以防止心源性脑卒中复发。因此，对于中风患者需要完善心脏方面检查，这不仅有利于明确脑卒中的病因，也对患者的后期治疗有重要的指导意义。

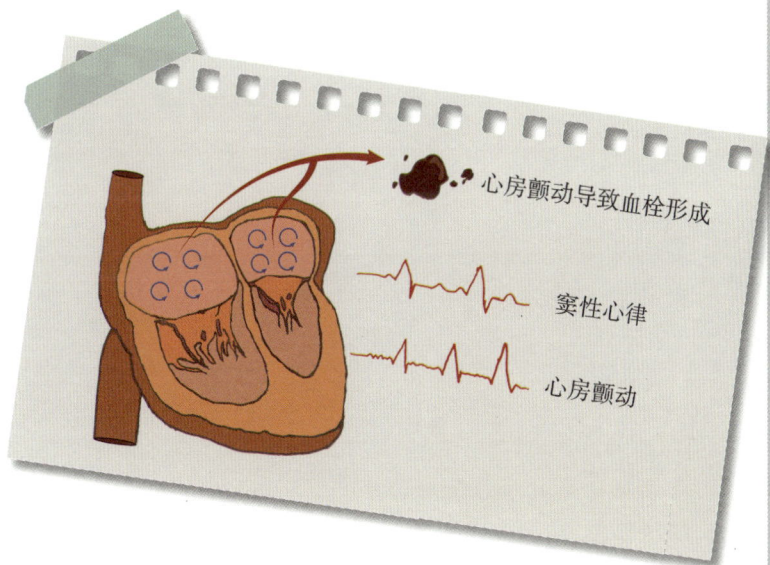

心房颤动导致血栓形成

窦性心律

心房颤动

43 为什么住院期间有的患者吃两种抗血小板药物，而有的患者只吃一种抗血小板药物？

　　目前临床中最常使用的是阿司匹林和氯吡格雷两种抗血小板药物，双联抗血小板主要适用的患者群体为：轻型卒中、复发性较高的短暂性脑缺血发作、合并有颅内外责任大血管中重度狭窄的患者。而对于一些伴有高危因素的腔隙性脑梗死及大面积脑梗死患者更适用于单独一种抗血小板药物治疗。

44 什么是颈动脉支架血管成形术？

　　颈动脉支架成形术是一种微创性介入手术治疗，具有创伤小、痛苦小、见效快、并发症少的特点。该手术通过穿刺患者大腿根部的股动脉，沿着动脉送入导管，经过导管将保护装置送至颈动脉狭窄段远端保护，再将支架放置于颈动脉狭窄部位并撑开。颈动脉支架成形术不仅可以使狭窄的血管扩张而改善脑组织供血，而且支架还可以覆盖在原有斑块上，减少不稳定斑块的脱落。颈动脉支架的主要目的是预防中风复发，但也存在 2%～3% 的手术风险，包括脑血管栓塞及高灌注综合征等，需要专科医生进行严格的术前检查及评估，以及个体化的围手术期管理。

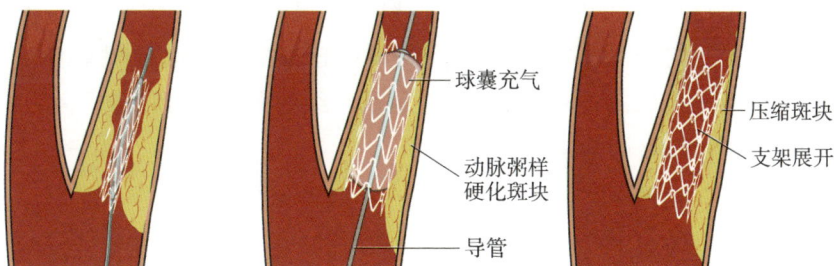

支架

球囊充气

动脉粥样硬化斑块

导管

压缩斑块

支架展开

45 哪些患者适合做颈动脉支架治疗？

一般来讲有两类人群适合做颈动脉支架手术治疗，一类是有症状人群，具体是指半年至一年内有短暂性脑缺血发作或脑梗死病史，且责任颈动脉狭窄率 >50%。另一类人群是没有任何症状的患者，但通过检查血管发现颈动脉狭窄率 >70%。

46 什么是颈动脉内膜剥脱术？

颈动脉内膜剥脱术是通过外科手段进行精细分离操作，将堵塞动脉的粥样硬化斑块以及增厚的内膜剥离去除，疏通血管，消除颈动脉斑块来源的栓子，预防颈动脉斑块脱落造成的脑卒中。此手术可以改善或恢复缺血区域脑组织的血流，起到预防脑卒中或缓解脑卒中症状的作用。

47　哪些患者适合接受颈动脉内膜剥脱术治疗？

　　严重的颈动脉斑块会导致脑血流动力学的变化，从而可能引起脑梗死的发生，且其也可能发生破裂和脱落而导致脑栓塞。已经发生脑卒中或是有短暂脑缺血发作（TIA）的患者，同时发现相关颈动脉狭窄的 >50%；或者还没有出现任何脑卒中症状的患者，如经检查发现有一侧或者双侧颈动脉狭窄的为 70%～99%。

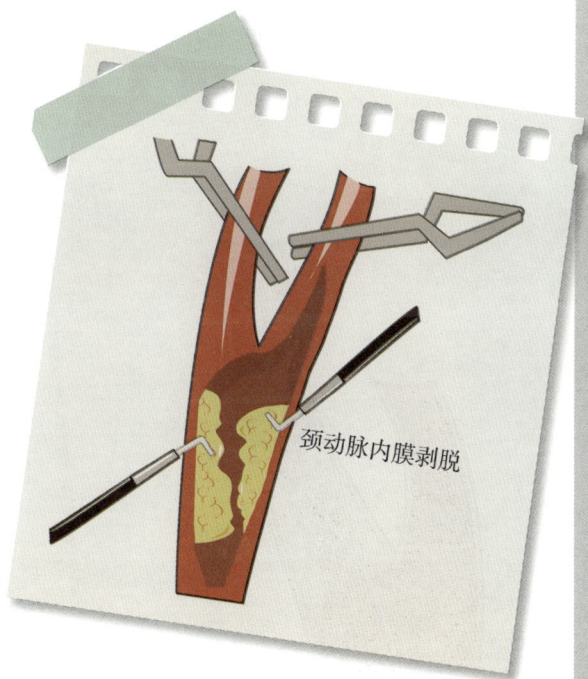

颈动脉内膜剥脱

48 颈动脉内膜剥脱术(CEA)及颈动脉支架成形术(CAS)哪种更好?

CEA 是颈动脉内膜剥脱术,CAS 是颈动脉支架成形术。CEA 和 CAS 是治疗颈动脉狭窄的主要手术方式,两种手术方式对脑卒中都能起到很好的防治作用,但两者各有利弊,主要根据患者的症状、狭窄部位、患者一般情况及意愿,综合考虑后选择具体的手术方式。一般情况下,当狭窄病变位于颅外段手术可及的部位时,首选 CEA。如果出现以下情况,应考虑采取 CAS:

① 当狭窄病变位于颈部较高位置;

② 狭窄病变位于颅内段,手术无法达到;

③ 病变位于手术可及的区域,但患者合并有严重的临床状况,不能耐受手术;

④ 出现CEA后的再狭窄。

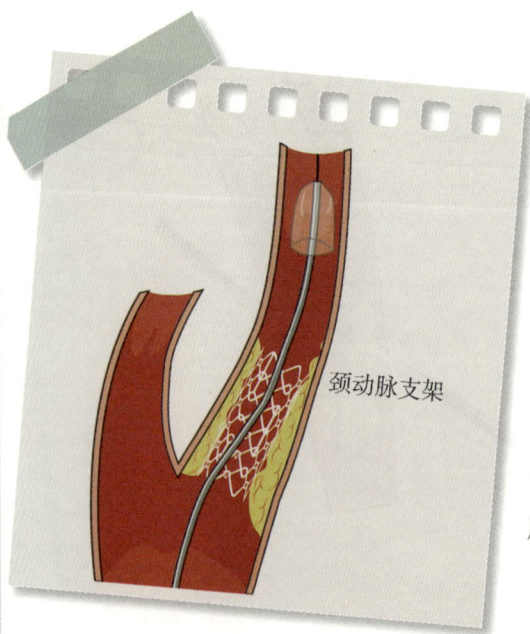

颈动脉支架

49 颅内血管狭窄是否都可以用支架治疗?

颅内动脉狭窄可显著增加患者缺血性脑卒中的风险,对于脑动脉粥样硬化性狭窄,内科治疗可以起到延缓进展及稳定斑块的作用,但难以减轻动脉狭窄的程度。血管内支架治疗以其肯定的临床疗效已在国内迅速开展。并非所有的脑血管狭窄患者都需要血管内支架治疗。对于是否实施支架治疗,医生会根据患者的脑血流情况、病情特点,以及衡量支架治疗的获益与风险综合分析,做出判断。对于有症状的重度脑血管狭窄患者应首选正规内科治疗,内科药物治疗无效再考虑血管内治疗。对于无症状的脑血管狭窄,无论血管狭窄程度,都不宜采用支架治疗。以上提及的缺血症状是指因为这条血管狭窄导致的脑梗死或者短暂性脑缺血发作。

50 什么是颅内血管狭窄介入治疗？

　　颅内脑血管狭窄，主要是指颅内动脉粥样硬化性狭窄，颅内脑血管狭窄是脑卒中的重要病因。介入治疗主要是指在患者股动脉进行穿刺，即用穿刺针在患者股动脉做一个穿刺小孔，将支架通过导管将支架送至颅内动脉狭窄部位，释放支架，可将动脉狭窄部位撑开，改善因血管狭窄引起的脑缺血症状。

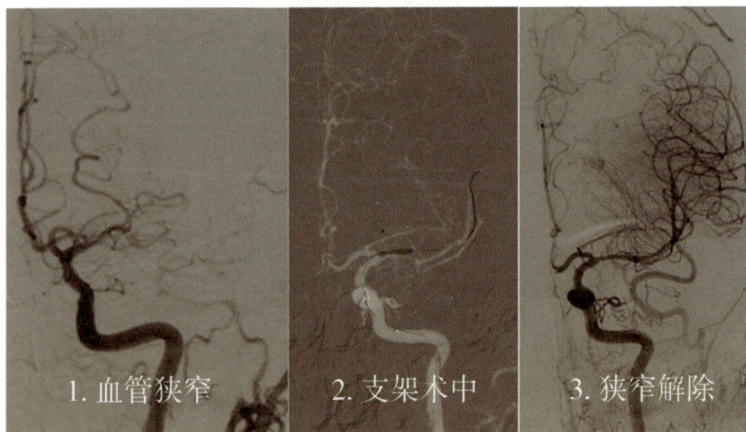

1. 血管狭窄　　2. 支架术中　　3. 狭窄解除

51 什么是脑血管搭桥手术？

脑血管搭桥术是外科医生在显微镜下把颅外的血管连接到颅内的血管上，从而改善脑缺血的症状，预防脑梗死发生的手术。简而言之，就是将脑动脉的狭窄或闭塞处建立新的通道恢复血液供应。当前常用的是颅内-外动脉吻合术，手术时先在颅骨上打开一个骨瓣，在显微镜下用非常细的缝线，将直径仅有几毫米的颅内外血管缝合，接通血管，使得颅外血管里的血液，可以通过这条路径流入脑内，使缺血区的血液循环得到改善，从而预防脑梗死，达到恢复脑功能的目的。

52 卒中错过了溶栓，还有开通血管的机会吗？

除了静脉溶栓治疗可以开通闭塞的动脉外，动脉取栓治疗也可以开通闭塞的血管，《中国急性缺血性脑卒中早期血管内介入治疗指南2022》明确指出，对于发病4.5～24小时以内的大血管闭塞卒中，经过充分评估，直接进行血管内治疗。目前并不是所有医院都能开展血管内取栓治疗，在紧急就医时要知道该医院是否开展该项技术。

53 脑梗死后为什么又发生脑出血？

脑梗死后如果在梗死范围内出现出血，这种情况被称为"脑梗死出血转化"或"出血性脑梗死"。出血量大的病人会导致病情加重甚至危及生命。出血性脑梗死常发生在闭塞血管的再通、缺血后再灌注损伤、侧支循环的建立后。简而言之就是脑梗死后缺血区域内的神经组织包括血管系统受到损伤，当动脉血流恢复后，受损的血管难以承受动脉的压力而导致血管破裂出血。出血性脑梗死多发生在动静脉溶栓后、抗凝治疗、心源性栓塞、大面积脑梗死的患者中。临床常分为无症状性出血和症状性出血，无症状性出血不必进行特殊干预，只有症状性出血的患者才考虑按照脑出血的治疗原则进行干预处理。

54 脑梗死后继发脑出血的患者，该如何治疗？

脑梗死后继发脑出血，原有的抗栓治疗包括阿司匹林、氯吡格雷或者抗凝药物都需要立即停用，其余的活血化瘀类中成药物也应停用。在治疗上，要继续做好血压、血糖管理，脑保护的治疗方案可继续延用。出血量大者，还需要关注血肿本身或者血肿继发的脑水肿所导致的颅内压升高，要注意神志、瞳孔、呼吸、心率的变化，及时给予脱水降颅压治疗。同时，还要注意排查有无合并有导致出血的其他疾病可能，如血小板减少、凝血功能障碍等。

第四篇

康复与营养篇

55　中风患者卧病在床,什么时候开始康复训练比较好?

一般而言,中风患者在生命体征稳定的情况下应尽早进行康复训练。生命体征是指呼吸、心率、血压、体温,这些指标基本稳定后即可开始床边康复治疗了。

56　康复训练与一般运动锻炼有什么不同? 传统武术对中风患者有效吗?

康复训练的目的是以恢复肢体功能为主,修复及重建受损的神经通路,而一般的体育锻炼是以训练心肺功能,以及肌肉功能为主,目的不同,锻炼方式不同。目前认为太极、瑜伽对中风患者的恢复有效。

	目标训练肌肉	训练主要方式	训练频率与原则	训练目的
健身训练	表层大肌肉群	大重量,高负荷重	低频次,以超量恢复为原则	增加爆发力为主,增加肌肉维度或力量
康复训练	深层小肌肉／被弱化的肌肉	小重量,高重复	高频次,以强化肌肉功能为原则	增加肌肉耐力为主,平衡肌肉强弱关系

57 中风患者饮食上应该注意哪些方面?

　　中风患者急性期一般以卧床休息为主,运动量较少,这时饮食上应以高纤维为主,加上适量的蛋白质摄入,减少脂肪、胆固醇以及食盐的摄入。

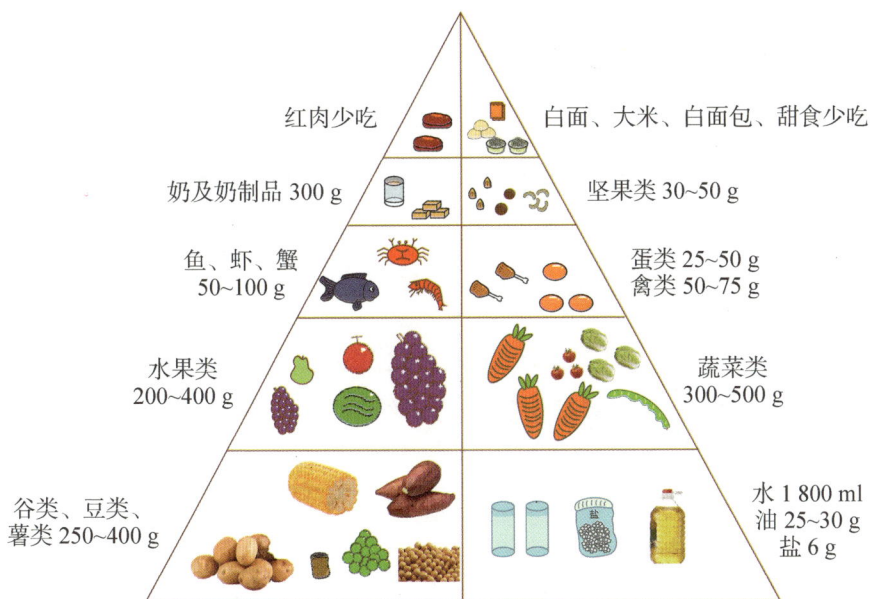

红肉少吃

白面、大米、白面包、甜食少吃

奶及奶制品 300 g

坚果类 30~50 g

鱼、虾、蟹
50~100 g

蛋类 25~50 g
禽类 50~75 g

水果类
200~400 g

蔬菜类
300~500 g

谷类、豆类、
薯类 250~400 g

水 1 800 ml
油 25~30 g
盐 6 g

58 中风患者的康复训练时间一般多久合适?

一般来说,中风患者的康复需要重建神经功能,这个过程比较漫长,所以中风患者的康复训练时间至少以月为单位,具体要结合患者的病情及经济状况而定。

59 中风患者在发病以后进行康复训练需要多久?

中风患者的康复在发病半年内甚至一年内进行都是有效的,且启动时间宜早不宜晚。一般认为,中风一年以后遗留的症状为后遗症,恢复难度更大。

60 中风患者在进行康复训练的同时,需要打点滴、口服药物吗?

中风患者在进行康复训练时,是否需要连续打点滴(静脉输液)应遵从医嘱。一般来说,是非必要的,无需长期连续接受输液治疗,但需要坚持按时按量口服药物以预防中风的复发。同时应坚持康复训练以帮助肢体功能的恢复。服药与康复训练互相不可替代,相互也不冲突、不矛盾。

61　中风患者出现情绪低落是什么原因？

　　中风以后，很容易出现情绪低落、兴趣减退、注意力不集中、失眠、早醒等情况，患者食欲减退、沉默少语，对康复训练也不积极，这些往往都是卒中后抑郁的表现。这个时候应主动向经治医生反映，配合口服抗抑郁药物，可以起到改善症状的作用。

心理问题产生的原因

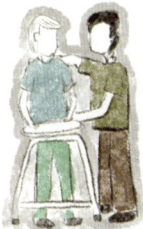

生理因素
中风导致的神经损伤和身体功能的丧失，直接影响患者的心理状态。

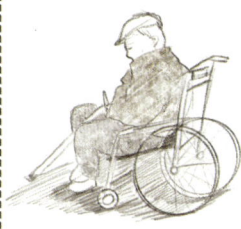

环境因素
社会和家庭环境的改变，如失去工作、社交圈等，可能导致患者的心理问题。

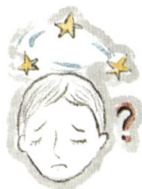

认知因素
患者对疾病的认知和态度，以及自我调节能力，也会影响心理状态。

62　中风患者一侧肢体长期麻木是怎么回事?

这类患者多为丘脑梗死所致,丘脑是人体的感觉中枢,中风后出现感觉异常,这与患者的肢体瘫痪、失语等是一样的,都属于中风后遗症。治疗上除了口服传统的药物如阿司匹林外,可以选择巴喷丁、普瑞巴林等药物进行治疗。

63　中风患者需要进行哪些方面的康复训练?

中风可能导致语言功能、运动功能、感觉功能、吞咽功能以及尿便功能障碍,针对这些方面进行康复训练是必需的。

64 除了专业医师、技师对患者进行康复训练外，患者自己及家属可以做些什么？

除专业的康复训练外，患者及家属可以听广播、听音乐对听理解进行训练，练习说话对语言输出功能进行训练，反复捡拾物品如花生米等对患者手的灵活性进行康复训练。

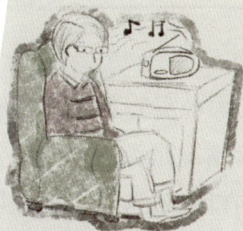
理解力训练

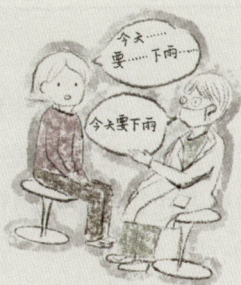
复述性训练

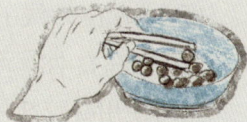
肢体灵活性训练

65 中风患者的家居摆设应注意什么？

中风患者的家居摆设中应使用一些适合患者的物品，如使用带把手的凳子，方面患者起立；使用带把手的杯子，方便患者抓握；卫生间应放防滑垫，防止患者摔倒骨折，尤其是股骨颈骨折。

66 中风患者饮水呛咳应注意什么？

中风患者存在饮水呛咳，可以行洼田饮水实验判定严重程度，或者在 X 线下行钡餐透视检查，视患者情况是否需要保留胃管。存在吞咽障碍的患者往往口服药物存在困难，这时可以在服药时使用凝胶剂帮助吞咽。

67 中风患者便秘应如何处理？

　　可以通过多食用高纤维含量的食物,适当增加运动量、进行腹部按摩等来改善,必要时使用药物如胃肠动力药包括吗丁啉、莫沙必利,导泻药包括乳果糖、蓖麻油、开塞露、番泻叶等,以及服用益生菌,严重时需要灌肠处理。

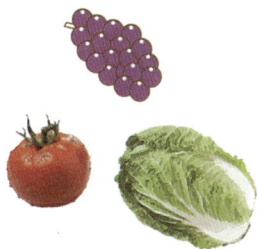

蔬菜、水果

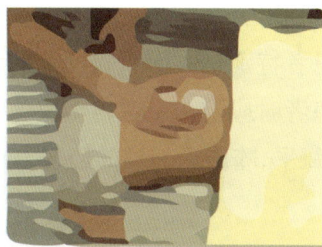

腹部按摩

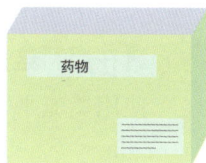

药物治疗

68 中风导致的痴呆（认知障碍）怎么办？

中风痴呆的患者可以参照阿尔茨海默病的药物治疗，如安理申、银杏叶片、吡拉西坦、双益平等。

69 中风导致的精神症状怎么办？

个别中风患者特别是大面积脑梗死的患者存在精神症状，家属在照料这类患者时应防止患者自伤及他伤，治疗这些患者可以使用奥氮平、氯氮平、喹硫平一类的药物。

70 中风导致的肢体疼痛怎么办？

中风的患者特别是肢体瘫痪程度严重的患者往往存在肢体疼痛，甚至发生关节半脱位、全脱位等。这类患者可以口服非甾体消炎药、加巴喷丁、肌松剂如盐酸乙哌立松等进行治疗。

71　中风患者需要规律去医院接受输液（挂水）治疗吗？

一般而言，中风患者不需要定期去医院进行"挂水"，遵照医嘱规范口服药物即可，常用的药物包括治疗中风的药物如抗血小板药物阿司匹林和 / 或氯吡格雷，以及他汀类药物、降压药、降糖药等，房颤、心脏瓣膜病患者则需要使用抗凝药物替代阿司匹林 / 氯吡格雷。

72　中风患者需要定期复查头颅 CT、核磁共振吗？

对于没有特殊新发症状的中风患者，一般不需要反复行头CT、核磁共振检查。对于存在血管狭窄、微小动脉瘤的患者在发病后半年至一年内复查一次头颅影像检查可能是必需的。

73 长期卧床的中风患者需要注意什么？

长期卧床的患者应注意翻身拍背，防止坠积性肺炎，以及压疮的发生。

74 患者的鼻饲管、导尿管一般多久更换一次？

有些患者需要长期保留胃管、导尿管，需要定期更换，一般而言，鼻饲管可以保留 6 周，而导尿管则可以保留 2～4 周，具体时间依产品说明书而定。

75 中风患者需要心理干预治疗吗?

中风患者对于突如其来的打击,心理上往往难以承受,适当进行心理干预是必须的,严重的患者甚至发展为卒中后抑郁,这些需要引起医生及患者家属的重视。

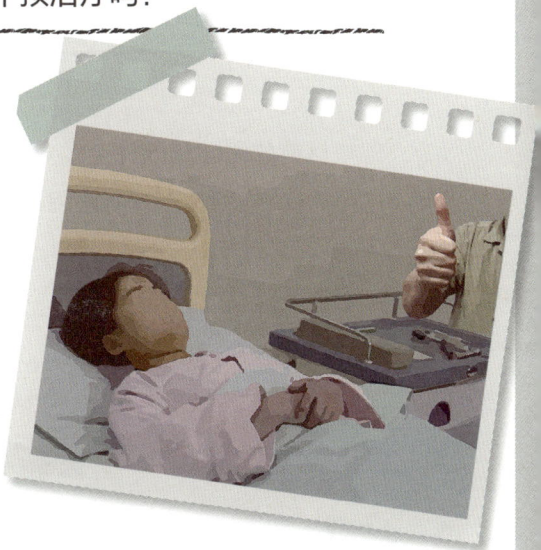

76 中风患者康复期间,患者家属需要注意哪些方面?

中风患者往往需要外界的鼓励,所以患者家属应持积极态度对待患者,杜绝悲观情绪。

77 中风患者的康复包括针灸吗？针灸对中风患者有效吗？

目前的研究认为针灸及电针对中风患者的康复是有效的，但这些需要在专业、正规的医院进行。

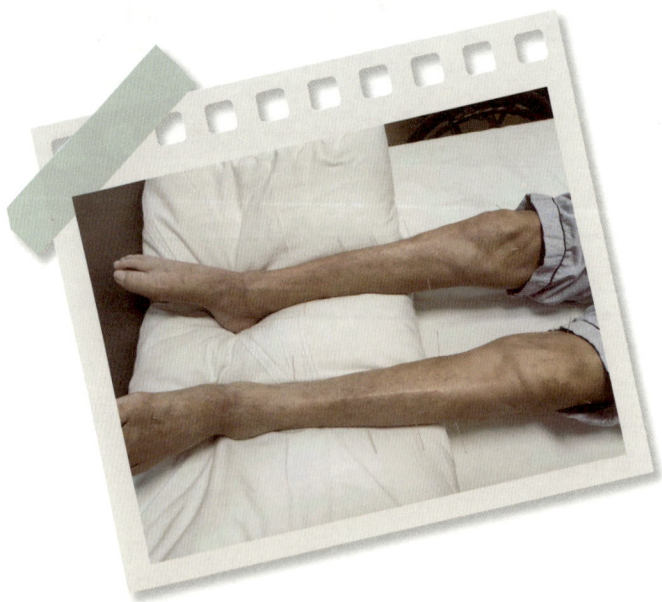

第五篇

二级预防篇

78 什么是脑卒中的一级预防和二级预防？

　　脑卒中的一级预防是指疾病发生前的预防，即通过早期改变不健康的生活行为，积极主动地控制各种致病的危险因素，从而达到使脑血管病不发生或推迟发病的目的。

　　二级预防是针对已经发生过脑卒中的患者而言，这些患者需要采取一定的措施预防再次发生脑卒中。预防措施除包括继续控制各种危险因素外，还需根据卒中发生的具体原因进行干预以预防再发。因此，卒中发生后，及时对各种危险因素进行针对性的筛查是十分必要的。

79 为什么要重视脑卒中的预防？

　　脑卒中是严重危害人民群众健康的重大疾病，具有高发病率、高致残率、高复发率和高死亡率。而国内外的防控经验都已证实，脑卒中是可防可控的，对于脑卒中的危险因素进行积极有效的干预，可以明显降低脑卒中发病率，从而降低脑卒中的疾病负担。

80 如何进行脑卒中风险自我评定？

脑卒中"8+2"危险评分。其中，"8"是指高血压、血脂异常、糖尿病、吸烟、心房颤动、超重或肥胖、缺乏运动、脑卒中家族史8项脑卒中主要危险因素；"2"是指发生过脑卒中或者有过短暂性脑缺血发作（TIA）。

高危：具有3项及以上危险因素；或者发生过脑卒中；或者有过短暂性脑缺血发作（TIA）。判断为高危的人群建议立即向专科医师咨询脑卒中的预防。

中危：具有少于3项危险因素，且患有1项慢性病（高血压、糖尿病、心房颤动）。

低危：具有少于3项危险因素，且无慢性病。

对于高、中危人群都需给予定期的随访管理，同时针对其危险因素开展有针对性的诊疗处置。

81 什么是卒中预防的"四大基石"？

脑卒中的预防要以合理膳食、适量运动、戒烟酒、心理平衡的"健康四大基石"为主要内容。养成健康的生活方式，定期进行脑卒中危险因素筛查，做到早发现、早预防、早诊断、早治疗，就可以有效地防治脑卒中。

82　预防卒中,在日常生活中需要注意哪些方面?

在日常生活中,注意以下几点,有助于预防卒中:

清淡饮食;

适度增强体育锻炼;

克服不良习惯,如戒烟酒、避免久坐等;

防止过度劳累;

注意气候变化;

保持情绪平稳;

定期进行健康体检,发现问题早防早治。

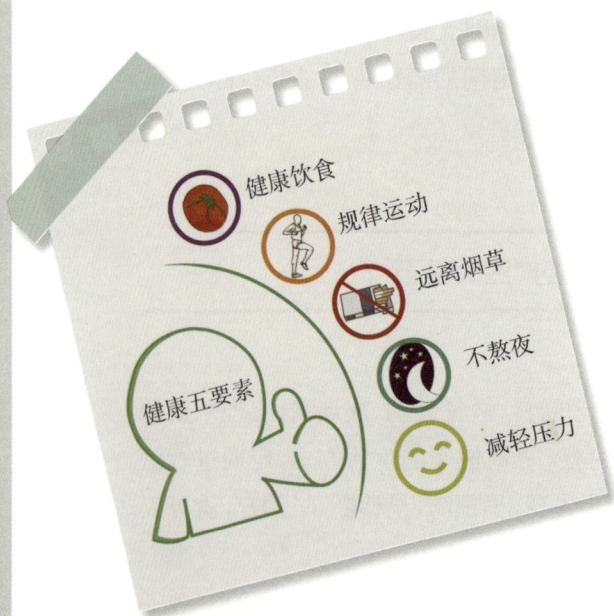

健康饮食

规律运动

远离烟草

不熬夜

健康五要素

减轻压力

83 心脑血管慢性病患者应如何预防脑卒中?

　　心脑血管慢性病,指高血压、高血脂、高血糖(糖尿病)、冠心病或房颤等慢性病。高血压患者,应坚持服用降压药物,定期检查血压,维持血压在 140/90 mmHg。高脂血症患者,应坚持服用降血脂药物,注意控制各项血脂水平,尤其是低密度脂蛋白。糖尿病患者和高危人群,应积极控制血糖,做好饮食管理,服用降糖药物,定期检测血糖水平。房颤或有其他心脏疾病者,应控制心脏病相关危险因素,尤其房颤患者预防脑卒中,应遵医嘱服用口服抗凝药物。心脑血管慢性病患者应提升以预防为主的健康意识,积极参与、配合当地医疗卫生机构开展脑卒中高危人群筛查、干预等活动。关注所在城市的卒中急救地图和生活区域的卒中中心。

84 脑卒中二级预防的抗栓治疗是什么意思？

　　非心源性缺血性脑卒中：建议口服抗血小板药物，我国临床较多将阿司匹林和氯吡格雷作为非心源性卒中的二级预防长期用药，减少血栓形成的风险。

　　心源性脑栓塞：无论是阵发性、持续性还是永久性心房颤动，均推荐口服抗凝药物以减少卒中复发，推荐使用华法林或新型口服抗凝剂抗凝治疗，预防再发的血栓栓塞事件，华法林的目标剂量是维持 INR 在 2.0～3.0。

缺血性脑卒中

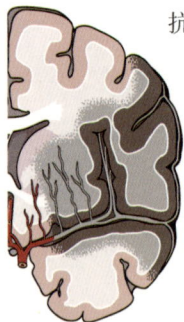

抗血小板药物：
· 阿司匹林
· 氯吡格雷
· 西洛他唑
· 双嘧达莫
……

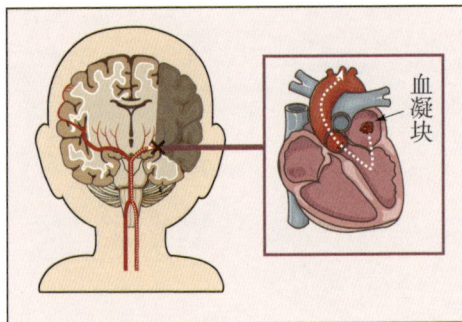

血凝块

抗凝药物：
· 华法林
· 达比加群
· 利伐沙班
· 阿哌沙班
· 依度沙班
……

85　脑卒中的"双抗"治疗是什么意思？

　　抗血小板聚集药物是预防缺血性脑卒中的基石，双抗就是同时口服两种抗血小板聚集药物，常见的是阿司匹林和氯吡格雷联合用药。短暂性脑缺血发作 ABCD 2 评分＞4 分，轻型缺血性卒中，在发病 24 小时内，尽早双抗，疗程 21 天，期间严密观察出血风险，此后单用阿司匹林或氯吡格雷作为缺血性脑卒中的长期二级预防一线用药。

86 脑卒中二级预防的"调脂"治疗是什么意思？

　　血脂管理是缺血性卒中二级预防的重要核心策略，他汀药物为首选方案。缺血性脑卒中患者应尽早启动中"调脂"治疗，4 周后随访复查血脂，若 LDL-C 不达标，则应强化当前治疗方案，进一步与其他降脂药物联合治疗，之后每 3 个月再次随访复查血脂，检验 LDL-C 是否达标；LDL-C 达标后每 6 个月随访复查一次血脂。

在动脉粥样硬化的发生发展过程中，低密度脂蛋白胆固醇（LDL-C）升高是最关键的因素之一，也是缺血性脑卒中的独立危险因素。

高密度脂蛋白胆固醇（HDL-C）可起到抗动脉粥样硬化的作用，因此被称为"好"胆固醇。

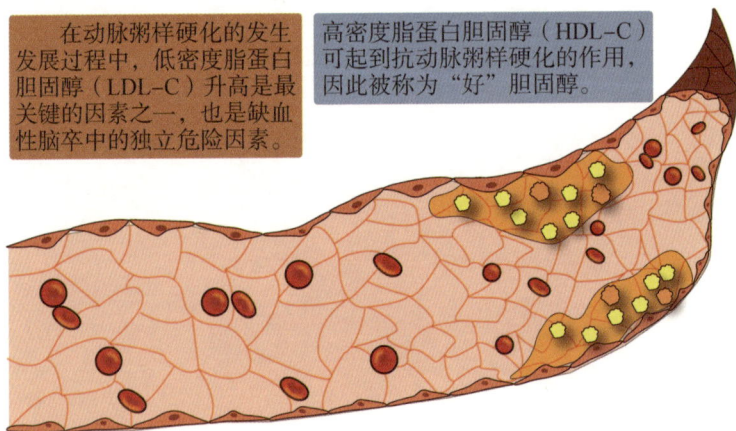

87　血脂不高还需要服用调血脂药物吗？

有动脉硬化或者脑卒中高危因素的人群应该长期服用调脂药，可以延缓动脉粥样硬化发展进程，尤其是稳定动脉粥样硬化。如果颈动脉有硬化斑块，尤其是不稳定的斑块，即使血脂不高也应该长期服用他汀类药物来稳定斑块，预防脑卒中发生。

88　脑梗症状好转了，是否可以停药？

中国的卒中调查数据分析显示 1 年卒中复发率为 8.2%～16.0%，5 年卒中复发风险高达 41%。缺血性卒中的抗栓药、调脂药、降压药、降糖药等，对降低卒中复发至关重要。如擅自停药，卒中再发风险极高。故如果没有禁忌证，需长期服用药物。

89 服用阿司匹林或者氯吡格雷是否有很大副作用？是否可以不服用？

　　一般情况下，脑梗死后阿司匹林或者氯吡格雷需要长期持续地服用。而每一个药物在发挥治疗作用的同时，也一定会有一系列副作用。阿司匹林的副作用主要在于对消化道黏膜的损伤，严重者可导致胃溃疡、胃出血等，还可出现过敏反应、诱发痛风等。但是需要注意的是，服用阿司匹林或者氯吡格雷后带来的好处远远大于这些坏处，效果明确，而副作用可能有但总体概率不高。服药过程中注意观察相关副作用是否出现，及时与医生沟通咨询，必要时调整治疗方案，但不可随意自行终止治疗。

90 服用阿托伐他汀钙、瑞舒伐他汀钙等药物是否有很大副作用？是否可以不服用？

一般情况下，脑梗死后，经检查明确有高脂血症和 / 或动脉粥样硬化斑块，尤其不稳定斑块的患者，是需要长期、持续地服用他汀的。的确，每一个药物在发挥治疗作用的同时，也一定有带来一系列副作用的风险。极少部分患者服用他汀类药物后可能出现肝、肾功能异常，肌酶升高伴或不伴肌痛等。但是需要注意的是，副作用发生的风险并不高，在停药后是可以消失的。而大部分患者服用他汀后是获益的，且不伴有相关的副作用。患者可以在服药后 1～3 个月内进行 1～2 次的肝、肾功能检查，以明确是否有副作用的出现，并及时与医生沟通咨询，但不可随意自行终止治疗。

91 定期输液能预防脑梗死吗?

许多患者认为每年定期输液可以预防脑梗的发生,其实定期输液预防脑梗这种观念是错误的。对于中老年人群,脑梗死最常见的病因是脑血管的动脉粥样硬化性斑块破裂和房颤等心脏疾病导致心脏内血栓脱落后堵塞血管。临床常用的定期输液的药物多为一些活血化瘀、改善循环的药物,输液药物不能达到短期内改善动脉硬化、疏通血管和抗凝的作用。部分人在输液后会产生明显的心理安慰和暗示作用,感觉有了莫名的保障,从而自行停用阿司匹林、降压药物、降糖药物等,或者放心地抽烟喝酒,这样带来的风险可想而知。

不可因"短期"输液治疗而停止口服药物的长期规范治疗。

92　为什么规律服用药物，脑梗死还是复发了？

　　脑梗死是可防可治的疾病，但防治脑梗死远不止天天服药那么简单。服用的药物对不对、各项指标是否控制在目标范围、是否注意改善生活方式等也与脑梗死的发生密切相关。部分患者可能存在对相关抗血小板药物、他汀药物的疗效抵抗，药物作用减弱。可进一步完善相关药物的基因筛查，选择有效的药物。部分患者可能未有效控制相关的脑血管病危险因素，如血压、血糖等。需要知道的是，药物治疗和改变不良生活方式只能降低脑梗死发生风险，并不能完全避免脑梗死发生的可能。

93 脑梗死预防用药过程中,需要复查哪些指标?

复查血脂,注意低密度脂蛋白胆固醇水平,对于非心源性缺血性卒中患者,控制低密度脂蛋白胆固醇较基础值下降≥50% 或≤1.8 mmol/L 是有效的预防脑梗死再发手段。对于超高危患者,低密度脂蛋白胆固醇的治疗目标值往往需要更低。同时需要复查肝肾功能、肌酸激酶,注意是否有服用他汀后出现的肝功能损害、肌酶升高。复查血常规看有无失血和血小板减少,大便常规 + 隐血评估有无消化道出血和隐匿性消化道出血。服用华法林抗凝的,需要监测 INR 水平。有脑动脉狭窄的,应每 6～12 个月复查颈部血管超声、CTA 等。同时需要定期监测血压、血糖水平。

94　合并高血压的脑梗死患者，血压是否降得越低越好？

　　合并高血压的脑卒中患者，应该在不同病程中采用不同的降压策略。

　　发病数天且病情稳定后如果收缩压≥140 mmHg 或舒张压≥90 mmHg，如无绝对禁忌，启动降压治疗，缓慢减压，逐步达标。对于合并脑血管明显狭窄的高血压患者，为保持充足的脑部供血，血压控制不宜过低，如血压降得过低，会使本来就已处于缺血状态的大脑进一步加重缺血，发生脑梗死。

95 吃了阿司匹林,是否卒中就不再犯?

阿司匹林是卒中一级预防和二级预防的主要药物之一,但阿司匹林不是万能的,并不能预防一切卒中,也不是所有人都适合使用阿司匹林。卒中的防控措施是综合的,阿司匹林只是其中的一环,同时按医嘱使用降压、降糖、调脂药物也是重要的预防措施。

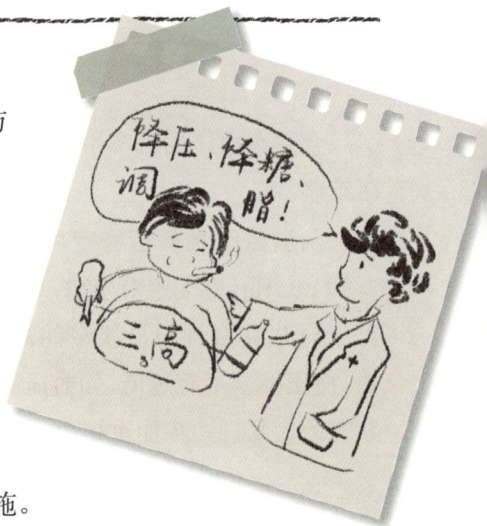

96 曾经得过脑梗死,现在又发生脑出血,还可以服用阿司匹林吗?

先后发生过"脑梗死"和"脑出血"的患者,对于抗血小板药物、抗凝药物使用要格外慎重,务必遵从医师的安排。一般在脑出血早期是绝对不可以服用阿司匹林等药物的;病情稳定后,医生会根据患者脑出血的可能原因、脑出血的严重程度,选择可服用的抗血小板药物的种类和剂量。

97 为什么一直在吃脑梗的药，症状却没有完全好转？

脑梗患者出院后，会有医嘱继续服用药物，主要有阿司匹林和 / 或氯吡格雷、他汀以及相关降糖药、降压药。这些药物的主要作用是预防脑梗复发，脑梗症状的恢复更需要通过坚持康复训练来实现。

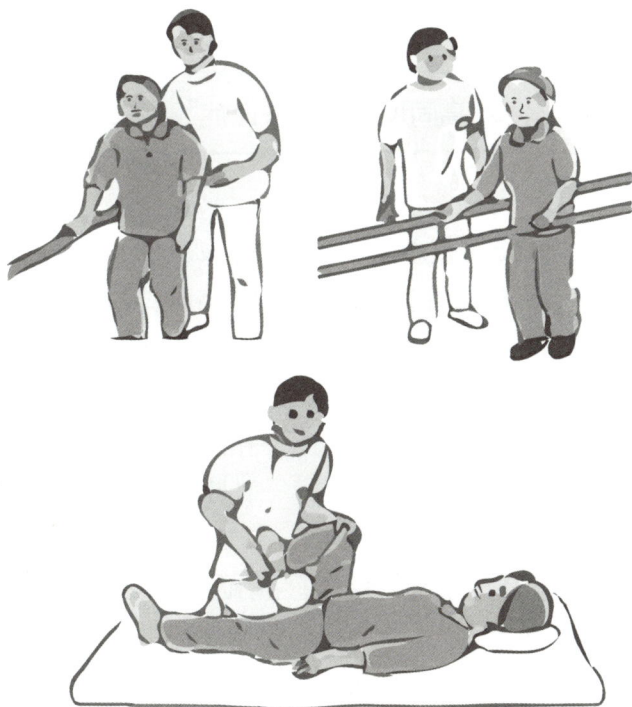

98 短暂性脑缺血发作需要长期服用阿司匹林预防脑梗吗?

短暂性脑缺血发作虽然症状可以很快消失,一切恢复正常,但其实被视作脑梗死的先兆。短暂性脑缺血发作后的 2～7 天是急性脑梗死发作的高风险期,需要紧急评估,并给予脑梗的预防治疗措施,以后也要长期服用阿司匹林。

99 什么是"高同型半胱氨酸血症"? 需要干预吗?

高同型半胱氨酸血症,需要通过验血来进行检查,血液中"同型半胱氨酸"水平超过正常值范围即为"高同型半胱氨酸血症"。同型半胱氨酸水平升高,目前被认为是脑梗死的独立危险因素,需要干预使之水平降低。常用的方法是补充小剂量的叶酸,每日剂量为 0.4～0.8 mg。大剂量地补充叶酸只用在孕妇贫血时,对于高同型半胱氨酸血症的患者没有必要,甚至有一定副作用。

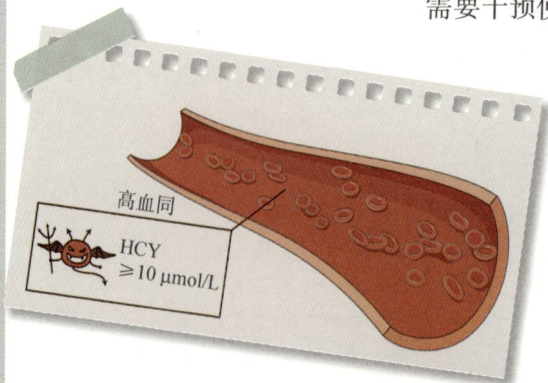

高血同

HCY ≥10 μmol/L

100 什么是"高尿酸血症"? 需要干预吗?

　　高尿酸血症,是指血液中的尿酸水平超过正常值范围。尿酸过高,不仅仅会引起痛风,也是脑梗死的独立危险因素,需要通过干预使之降低。降低尿酸的方法,首先是饮食管理,尽量减少食用高嘌呤的食物,如豆制品、海鲜、啤酒、大量的肉食等;其次可以在医生的指导下选择合适的药物进行降尿酸治疗。

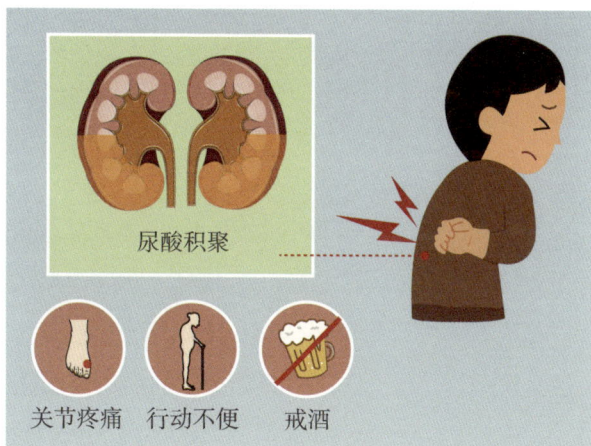

尿酸积聚

关节疼痛　　行动不便　　戒酒